AF401888

DE L'ÉTAT ACTUEL

DU

TRAITEMENT DE LA FOLIE

EN FRANCE,

PAR

LE DOCTEUR BLANCHE,

DE MONTMARTRE,

Médecin des Hôpitaux de Paris (Aliénés).

(A PROPOS DU DERNIER OUVRAGE DE M. LECRET.)

PARIS,

A. GARDEMBAS,

ANCIENNES MAISONS GABON, DEVILLE-CAVELLIN,
RUE DE L'ÉCOLE-DE-MÉDECINE, 10.

1840

DE L'ÉTAT ACTUEL

DU

TRAITEMENT DE LA FOLIE

EN FRANCE.

(A PROPOS DU DERNIER OUVRAGE DE M. LEURET.)

IMPRIMERIE ET LITHOGRAPHIE DE FÉLIX MALTESTE ET C°,

RUE DES DEUX-PORTES-SAINT-SAUVEUR, N° 18.

DE L'ÉTAT ACTUEL

DU

TRAITEMENT DE LA FOLIE

EN FRANCE,

PAR

LE DOCTEUR BLANCHE,

DE MONTMARTRE,

Médecin des Hopitaux de Paris (Aliénés).

(A PROPOS DU DERNIER OUVRAGE DE M. LEURET.)

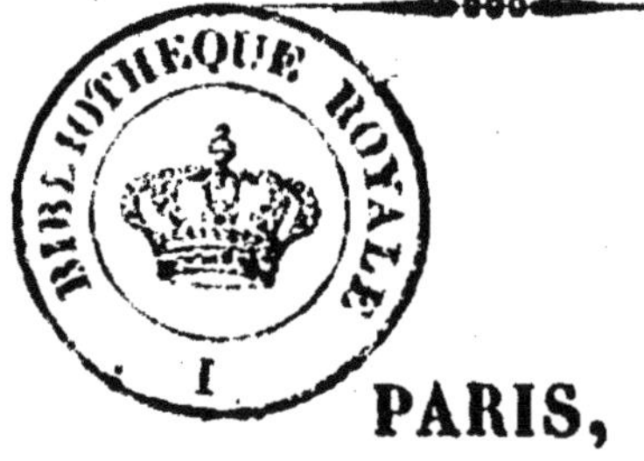

PARIS,

A. GARDEMBAS,

ANCIENNES MAISONS GABON, DEVILLE-CAVELLIN,

RUE DE L'ÉCOLE-DE-MÉDECINE, 10.

1840

DE L'ÉTAT ACTUEL

DU

TRAITEMENT DE LA FOLIE

EN FRANCE.

S'il est des hommes dont l'expérience forme l'esprit et que la critique éclaire, il en est, malheureusement, d'autres aussi qui, peu propres à comprendre les leçons de la première, et toujours prêts à repousser les avis de la seconde, se complaisent dans la haute opinion qu'ils ont d'eux-mêmes, et s'obstinent à donner le fruit de leurs pénibles élucubrations pour les limites de l'art.

M. Leuret est au nombre de ces derniers. Prenant, ou feignant de prendre pour une entière adhésion à ses croyances cet accueil bienveillant que rencontreront toujours à l'Académie les travaux de ceux qui cherchent à se faire une position dans la science, ce médecin n'a pas pensé, néanmoins, que l'insertion de son nom dans les mémoires de cette savante assemblée pût suffire à la propagation des idées qu'il a dernièrement émises sur les *heureux* effets de *l'intimidation* dans le traitement de la folie (1). Aussi vient-il, à l'aide de quelques nouvelles observations péniblement développées, de composer un livre qu'il donne aujourd'hui, non plus comme un simple mémoire de faits, mais comme un exposé de doctrine peut-être même un guide pratique (2).

Tant que M. Leuret, plongé tout entier dans l'étude de l'astrologie, s'est occupé à rechercher les rapports que peut avoir la fréquence du pouls des aliénés avec la marche du soleil *et les phases de la lune* (3); tant qu'égaré dans les sentiers tortueux de la psychologie, il a épanché ses idées en dissertations amphibologiques sur les *incubes, les inspirations passives et le délire des passions* (4), il eût été puérile et presque inhumain de l'interrompre dans le cours de ces innocentes inutilités : si la poésie a ses licences, pourquoi la médecine n'aurait-elle pas les siennes? Mais, dès l'instant où, prenant la chose au sérieux, il en vint à formuler ses opinions en corollaires pratiques, et à donner en pleine Académie (5) l'affreux conseil de faire

(1) Mémoires de l'Académie royale de Médecine, tom. vii, 1838.
(2) Du Traitement moral de la Folie; 1 vol. in-8°, 1840.
(3) Mémoire publié en 1832 avec M. Mitivié, et accompagné d'une carte explicative.
(4) Fragmens psychologiques sur la folie ; 1834.
(5) Séance du 21 août 1838.

éprouver à un aliéné *des souffrances morales plus vives que celles qu'il endure, de l'attaquer, de le harceler, quand il est inoffensif et qu'il n'aspire qu'au repos;* oh alors! je me fis une loi de conscience d'accepter cette espèce de défi porté aux disciples de Pinel, et j'adressai à l'Académie un mémoire dans lequel je parvins facilement à démontrer que, si M. Leuret conseille l'intimidation, et les pénibles moyens qu'elle entraîne communément, comme une ressource extrême à laquelle la nécessité réduit quelquefois, il ne fait que répéter ce qu'on trouve dans tous les livres écrits sur la folie; que si, au contraire, il la propose comme moyen fondamental, comme base de traitement, il nie, tout en paraissant vouloir prouver le contraire, que le traitement de la folie doive, avant tout, être moral; il avance, dès-lors, une opinion que repousse avec indignation l'esprit philantropique de notre époque, et que ne sanctionne l'expérience d'aucun praticien.

Frappée de ces vérités, et se prononçant formellement en faveur des vues thérapeutiques que j'avais soumises à son examen, l'illustre assemblée, sur la proposition de MM. Esquirol et Pariset, reconnut: 1° qu'*adopter à l'égard des aliénés un système de conduite où domine la rigueur, c'est se préparer le plus cruel mécompte;* 2° que c'est une vérité incontestable que l'idée qui a conduit M. Leuret n'est pas nouvelle, et que prendre une telle idée pour base d'une doctrine générale, serait *un malheur* pour les médecins et pour les malades (1). Qu'eût fait tout homme moins prévenu, ou seulement plus consciencieux, après une semblable déclaration, qui, n'en doutons pas, trouva de l'écho dans l'esprit de tous les médecins, particulièrement de ceux que leur cœur et leur devoir portent à compatir aux maux des aliénés? Il eût reconnu et confessé son erreur, et s'en fût rapporté ou à une meilleure inspiration ou à une plus longue expérience.

Que fait, au contraire, M. Leuret? Il se plaint aujourd'hui qu'on ait cru ou feint de croire que son traitement moral consistât à brusquer les aliénés, à s'en prendre violemment à leurs sentimens et à leurs passions, à leur infliger des rigueurs corporelles, à faire, en un mot, ce qu'on appelle de l'intimidation. Il déclare même qu'il n'a jamais compris de cette manière le traitement de la folie; enfin, qu'il n'a rien dit, rien fait qui pût faire supposer de sa part une semblable opinion, que peut seule lui prêter l'ignorance ou la *calomnie*.

En vérité, il est impossible de se donner à soi-même un plus éclatant démenti. Quoi! ce n'est pas faire de l'intimidation, je dirai même de la dure et cruelle intimidation, que de tâcher d'arracher à un malheureux aliéné l'aveu de son erreur, en le mena-

(1) Rapport de M. Pariset, lu et adopté le 27 août 1839, sur mon mémoire intitulé : *Du danger des rigueurs corporelles dans le traitement de la folie.* Voyez le tom. **IV**, pag 79, du Bulletin.

çant de lui jeter, et en lui jetant sur la tête des seaux d'eau glacée, en le *harcelant* sans cesse, tantôt sur un ton menaçant, tantôt en termes ironiques, et en ne lui faisant aucune concession jusqu'à ce qu'il se décide à *parler sensément?* M. Leuret est tellement convaincu du contraire qu'il avouait ingénument, il y a deux ans, qu'il ne doutait pas que son traitement ne ressemblât à de la *cruauté*, mais qu'il trouvait son excuse dans la conduite du chirurgien qui ne craint pas de faire souffrir un malade pour lui enlever un membre dont la conservation est devenue impossible; il ajoutait même : quand on voit le but on se dévoue, on prend courage, et l'on n'hésite plus sur le choix des moyens à employer, *quelque douloureux qu'ils puissent être.*

Il est vrai qu'il reconnaît aujourd'hui que si la douleur (toujours la douleur) sert aux aliénés, comme elle sert dans le cours ordinaire de la vie, comme elle sert dans l'éducation, elle est loin d'être toujours nécessaire, et que celui qui, pour guérir les aliénés, aurait pour unique moyen l'intimidation, détruirait ce qui reste à ces malades de facultés intellectuelles et morales. Par cet aveu si naïf et si formel, ferait-il donc actuellement amende honorable et se rendrait-il enfin aux bonnes raisons qu'on s'est fait un devoir de lui donner, en lui conseillant d'étudier avant de prétendre à régenter? Je voudrais, pour mon compte, pouvoir le penser; mais point : M. Leuret est toujours cet heureux novateur, doué apparemment d'une intuition spontanée et qui jusqu'ici, sans doute, manquait à l'humanité. Aussi, voyez comme il craint peu de se mettre en révolte contre ce que des esprits vulgaires prendraient pour les règles immuables de la logique et du bon goût! Comme il n'est même pas arrêté par les lois, sacrées pour d'autres, de la bienséance et de la vérité! Comme il se plaît à attaquer les opinions de ses devanciers ou contemporains, maîtres et collègues, tronque et dénature leurs idées, déduit des écrits des uns, des leçons des autres des conséquences fallacieuses, et tout cela pour aboutir à quoi? à établir d'une manière trivialement emphatique les deux propositions suivantes :

S'il est vrai que la folie dépende d'une altération de l'encéphale, on ignore complètement en quoi consiste cette altération ;

Chez les aliénés, l'intelligence, et les passions ne peuvent être ramenées à leur type régulier, sans le secours du traitement moral ; etc.

Serait-ce donc là l'ultimatum et le nec plus ultrà de votre pénible élucubration? Mais est-ce que, par hasard, les vérités et les maximes qui en découlent n'étaient pas exprimées en termes à la fois aussi précis et plus élevés dans l'immortel ouvrage de Pinel et les précieux écrits de M. Esquirol, nos maîtres communs? est-ce qu'elles n'étaient pas devenues la base obligée de tout ce qui a été publié depuis près d'un demi-siècle en France sur le traitement de la folie? est-ce qu'enfin elles n'avaient pas établi la règle absolue de conduite que suivent tous ceux qui dirigent consciencieusement des établissemens consacrés au traitement de l'aliénation mentale, la plus affreuse maladie assurément dont puisse être affligée l'espèce humaine?

Votre œuvre n'aurait-elle donc d'autre portée? Interrogeons-la elle-même; sachons enfin ce qu'elle nous offre:

1° Sous le point de vue de la théorie;

2° Dans ses interprétations critiques;

3° Enfin, et c'est là pour moi le point important, sous le rapport essentiellement pratique.

I

PARTIE THÉORIQUE.

La plupart des auteurs modernes qui ont écrit sur la folie, on a dû le remarquer, ont été très réservés dans la définition de cette maladie. Pinel se contente de déplorer à son égard l'aridité de notre langue qui par les mots de *fou, extravagant, insensé, idiot,* etc., ne fait qu'indiquer le dernier terme de l'échelle de la graduation de la raison, de la prudence, de la pénétration, etc. (1). M. Esquirol, dans son dernier ouvrage (2), qui est en quelque sorte le résumé de ses nombreux travaux, ne cherche même pas à la définir. Quelle raison peut avoir dicté cette sage réserve? une

(1) Traité médico-philosophique sur l'aliénation mentale; 2ᵉ édit., pag. 181.

(2) Des maladies mentales considérées sous les rapports médical, hygiénique et médico-légal; 2 vol. in-8°, Paris, 1838.

bien puissante : la crainte que tous ont eue, qu'une fois engagés dans l'une des deux sectes qui se sont disputé l'étude de cette affection, le spiritualisme et le matérialisme, et dont les débats, à l'heure qu'il est, font encore retentir quelques universités de l'Allemagne, ils ne fussent dans l'impossibilité de se soumettre à l'exigence de tous les faits, sans cesser d'être conséquens avec eux-mêmes.

M. Leuret se sentait, assurément, doué d'un esprit trop profond et de vues trop élevées pour se maintenir dans une sphère aussi rétrécie; son génie, habitué, sans doute, à la recherche de la nature intime des choses et à l'étude des mystères de la création, s'étant fait de longue main une loi de tout généraliser, ne pouvait être embarrassé de trouver une définition qui devînt en même temps et la base d'une théorie irréprochable et la source d'une pratique applicable à tous les cas. Aussi s'est-il écrié prophétiquement et sans préambule : la folie, c'est l'*aberration des facultés de l'entendement.*

Par les termes bien formels et bien concis de cette définition, M. Leuret s'est donc tout d'abord rangé du côté des spiritualistes, des partisans de l'âme, ou, pour parler un langage plus approprié à sa haute mission, il a secoué le joug d'Aristote pour arborer l'étendard de Platon; et afin de laisser le moins de doute possible à cet égard, il a grand soin de noter que « la folie n'est pas, comme les maladies ordinaires, caractérisée par des symptômes physiques, et que les causes qui la produisent apppartiennent le plus souvent à un ordre de phénomènes *complètement* étrangers aux lois générales de la matière : ce sont des passions et des idées. »

Les mots *le plus souvent*, jetés adroitement dans cette définition, font cependant soupçonner quelque réticence; en effet, après avoir réhabilité l'âme, notre nouveau disciple de Kant sent pourtant la nécessité de rattacher les passions et les idées à quelque chose de terrestre; il ajoute alors : « *Mais* les idées et les passions, *mais* les facultés de l'entendement ne se manifestent *jamais* sans l'intermédiaire du système nerveux, dont *elles sont considérées* comme une émanation, un produit. Si le système nerveux est la source d'où elles découlent, il semble logique d'en inférer, que, dans le cas d'aberration mentale, le système nerveux soit malade. Ce système est en effet *regardé* comme malade chez tous les aliénés, par la généralité des médecins (admirable manière de ne pas s'engager); la thérapeutique concernant les aliénés repose sur cette *croyance*, et l'ouverture des corps, l'anatomie pathologique *semble* justifier l'emploi des moyens physiques, jugés propres à ramener le système nerveux, et plus particulièrement *le cerveau*, à son état normal. »

Dans cette succession bizarre de concessions qui

semblent n'en vouloir pas être, de réticences mali-
cieusement juxtaposées, le ridicule est si près de l'erreur, le doute de la mauvaise foi, qu'on ne sait vraiment de quel côté diriger la réfutation. Prenons les
choses par ordre. Vous dites que la folie n'est pas,
comme les maladies ordinaires, caractérisée par des
symptômes physiques. Mais en est-elle moins appréciable? par quels symptômes voudriez-donc que la folie, la folie proprement dite, se manifestât? Est-ce
par des vomissemens, de la toux, un changement de
couleur de la peau, la claudication? non sans doute,
mais par un désordre quelconque dans les idées, désordre qui, pour frapper un peu moins grossièrement
vos sens qu'aucun des symptômes auxquels je viens de
le comparer, n'en a pas moins une existence réelle,
une existence appréciable : car l'homme qui dérai-
sonne fait un acte qui frappe votre esprit par l'intermédiaire de l'ouïe.

Le déraisonnement, dans un sens quelconque, est
donc un signe qui annonce la folie et qui permet de
la diagnostiquer sans qu'il soit besoin pour cela que le
malade grimace, vous crache à la figure ou marche
sur ses mains; exactement comme la crépitation d'un
os annonce sa fracture, sans qu'il y ait altération des
parties molles qui le recouvrent.

Sans doute la ligne de démarcation qui sépare la
folie de la raison, c'est-à-dire l'état maladif de l'état
normal, est quelquefois très difficile à saisir, tellement

difficile que, de votre propre aveu (1), quoi que vous ayez fait, il ne vous a pas toujours été possible de *distinguer, par sa nature seule, une idée folle d'une idée raisonnable.*

Mais ce serait, d'ailleurs, vous faire une trop large part que d'admettre que la folie puisse se présenter sans aucun autre symptôme extérieur que ceux qui sont de son essence même. La plupart du temps, en effet, il y a, ou de la torpeur, ou de l'agitation, ou de l'insomnie, et presque toujours une altération du regard ou tout autre phénomène lié à un état nerveux, quoique ne laissant à la mort aucune trace matérielle de son existence; c'est ce que personne n'ignore. Pousseriez-vous le besoin de vous singulariser jusqu'à feindre de méconnaître ces vérités?

Après avoir nié la symptomatologie physique, ou, pour mieux dire, la séméiotique de la folie, car il s'agit ici de ses signes propres, M. Leuret convient que les idées et les passions *ne se manifestent jamais sans le système nerveux.* Laissons de côté ce que cette vérité a de trivial, et contentons-nous de lui demander de quelle partie du système nerveux il a voulu parler. A-t-il voulu par là reproduire tout simplement cette idée si bien développée par Condillac et ses disciples : *nihil est in intellectu quod priùs in sensu non fuerit;* pourquoi ne pas l'avoir dit? Ou

(1) Fragmens psychologiques; pag. 41.

bien a-t-il voulu parler du système nerveux autre que celui qui préside à l'exercice des sens? alors, pourquoi ne pas avoir spécifié, car le plexus brachial ou le trisplanchnique font partie du système nerveux aussi bien que le nerf fémoral et la moelle épinière. Est-il jamais venu à l'esprit de quelqu'un que la pensée émanât de l'un de ces différens points du système nerveux? C'est, cependant, l'opinion à laquelle conduirait forcément l'explication torturée qu'il donne de la manière dont se manifeste la pensée.

M. Leuret pourra, je le sais, faire remarquer qu'il s'est pourtant exprimé d'une façon assez explicite en reconnaissant que le cerveau est *particulièrement* chargé de cette manifestation. Eh bien! c'est précisément le mot *particulièrement*, et tout homme habitué à raisonner en conviendra sans peine, qui vient confirmer le vice de tout son raisonnement. C'est comme s'il avait dit: le système nerveux manifeste la pensée, et dans cette fonction, cet acte, il représente 100, dont 50 appartiennent au cerveau, 25 sans doute à la moelle épinière, 10 au grand sympathique, 5 au nerf fémoral, etc., et voilà, cependant, où conduit souvent l'envie de se singulariser; on veut éviter le bon sens vulgaire, et on tombe dans l'absurde, voire même dans le plaisant.

Pour comprendre parfaitement les vues théoriques de M. Leuret et se faire une idée claire, s'il est possible, de sa manière d'envisager les lois de l'entendement humain, il faudrait remonter à l'ouvrage qui a précédé celui que nous analysons, ouvrage dont nous avons indiqué le titre, et qui renferme la description et l'explication des diverses formes du délire. Dans ce livre, écrit tout entier, au fond, dans le but de faire triompher l'esprit sur la matière, de réhabiliter l'âme et de détrôner le cerveau, M. Leuret établit les dix divisions suivantes : 1° incohérence des idées ; 2° cohésion anormale et fixité d'idées fausses ; 3° hallucinations ; 4° visions ; 5° incubes ; 6° inspirations passives ; 7° monomanies d'orgueil ; 8° ascétisme ; 9° hypochondrie ; 10° terreur de la damnation.

Quelque part qu'on ouvre ce livre on trouve que la philosophie y est remplacée par un risible néologisme et de comiques prétentions, et on ne rencontre ni plan ni méthode. Pourquoi, par exemple, comme vient de le dire M. Londe (1), faire une section entière pour la monomanie de l'orgueil plutôt que pour celle de la vanité ou de tout autre sentiment perverti ? Le mot *monomanies* ne pouvait-il pas constituer le titre d'une section comme le mot *hallucinations* ; pourquoi ne spécifier, n'admettre qu'une de ces monomanies ? L'auteur ferait-il donc découler toutes nos facultés et toutes les monomanies de l'orgueil, comme beaucoup de gens les font dépendre de la *volonté* ou de l'*attention*, etc. ? M. Leuret, qui,

(1) Journal des spécialités.

dans ce premier ouvrage, se montre peu versé dans l'histoire naturelle des facultés intellectuelles et morales de l'homme, avoue, du reste, dès son second paragraphe, que, *plus il travaille, loin d'avancer, plus il s'embarrasse :* ce qui est très facile à croire, parce que toutes les fois qu'on part d'un principe faux on ne doit arriver qu'à une conséquence erronée.

La comparaison des deux ouvrages de M. Leuret fournit un fait curieux, qui est loin de déposer en faveur de sa bonne foi scientifique. Nous verrons bientôt, en effet, le profit que, dans le second, il a su adroitement tirer des ouvrages des hommes qu'il s'acharne à attaquer. Revenons au premier livre. S'agit-il de désigner cette classe de fous connus par tout le monde sous le nom de monomaniaques, qui, dominés par une idée, lui rapportent tout, et raisonnent souvent fort juste, et très conséquemment à leur idée; M. Leuret les nomme gravement des *arrangeurs.* C'est, cependant, un novateur de cette force, un métaphysicien de cette portée, qui s'avise de critiquer Gall, Pinel et Broussais, qui s'élève contre des idées qu'il devrait commencer par étudier, et qui montre, comme je vais bientôt le prouver par la citation suivante, qu'à l'époque de son premier livre il n'avait pas même su observer les fous qu'il avait sous les yeux :

« L'arrangeur, dit-il (1), se trompe sur des choses où le bon sens suffit. Souvent l'arrangeur est habile :

(1) Pag. 47.

il donne, avec un talent particulier, une apparence de réalité à ses conceptions. Pour prouver ce qu'il a dans l'esprit tout lui sert : il n'est dissuadé ni embarrassé par aucune preuve contradictoire. Pourquoi, me dira-t-on peut-être, ne pas lui conserver le nom de monomaniaque? Ce mot est généralement adopté; il s'applique fort bien aux malades dont je parle. Je l'accorde; mais celui qui entend des voix, vous l'appelez aussi monomaniaque! Les voilà donc tous confondus sous la même dénomination. »

Et, cependant, si vous vous étiez donné la peine de lire Gall et ses disciples, contre lesquels vous croyez de bon ton de continuer à élever votre impuissante voix, vous auriez vu, à chaque ligne de leurs écrits, que le mot monomaniaque est toujours joint à l'épithète qui en qualifie l'espèce, c'est-à-dire qui désigne le genre de monomanie dont il doit être question, et vous vous seriez convaincu que votre mot *arrangeur* n'arrange et n'explique rien, tandis qu'au contraire les mots monomaniaque vaniteux, religieux, querelleur, homicide, amoureux, que vous avez empruntés à Gall, en ayant bien soin de les défigurer par quelques circonlocutions, apprennent sur quelle série d'idées et de penchans roule la monomanie, et prouvent clairement que rien n'était confondu, comme vous le prétendiez à tort à cette époque.

Pour être juste il faut dire que M. Leuret, dans son dernier ouvrage, fait lui-même justice de ses *arrangeurs*; mais il n'en est pas moins diffus, et il est malheureusement plus ridicule encore dans sa nouvelle classification. Il comprend, en effet, toutes les folies dans les six genres suivans : 1° hallucinés ; 2° individus qui déraisonnent en conséquence d'hallucinations anciennes ; 3° lypémanies avec ou sans hallucinations ; 4° simples particuliers qui veulent épouser des princesses ; 5° civilisateurs et régénérateurs du monde ; 6° porteurs de titres et de dignités imaginaires..... *Simples particuliers qui veulent épouser des princesses !* pourquoi n'avoir pas fait, comme pendant obligé, un septième genre des *rois qui veulent épouser des bergères !* et, pour ne rien omettre, d'autres genres pour l'humble citoyen qui veut être marquis, la modiste qui veut être baronne, ainsi de suite?

Concluons donc qu'en s'obstinant, sans aucune bonne raison, à nier que le cerveau, oui, le cerveau seul, soit l'instrument positif de la pensée, en refusant ainsi d'adapter les phénomènes pathologiques du moral aux lois de la vie organique, M. Leuret s'est tout simplement dévoué à un mysticisme que ne comporte plus l'instruction de notre époque, mais qu'il n'a pas fait faire un seul pas à l'histoire physiologique de la folie. C'est ce que nous prouverons, après avoir fait briller de tout leur éclat le respect et la reconnaissance qu'il professe pour ses maîtres, la judicieuse impartialité de ses appréciations critiques, et le cas qu'il fait des travaux de tous ceux aux dépens desquels il voudrait faire valoir ses redondantes et fastidieuses divagations.

II

PARTIE CRITIQUE.

—◆—

L'histoire de l'aliénation mentale se perd dans la nuit des temps. Ce n'est guère que du moment où, marchant sur les traces de Hoffman, de Haller, de Baglivi et de Gaubius, Cullen rapporta sans réserve cette maladie aux lois de la puissance organique, qu'elle entra définitivement dans le domaine de la thérapeutique.

Une fois soustraite au joug de la psychologie théologique, et dépouillée des ombres mensongères et de l'aspect effrayant ou bizarre qui en avait fait un phénomène surnaturel, elle s'ouvrit pour les médecins comme un champ d'études d'autant plus attrayant qu'il était nouveau. Ils la soumirent au même genre d'observation et d'analyse que toutes les autres maladies, et tracèrent pour son traitement des règles et des préceptes dont Hasper, Haslam, Willis en Angleterre, et surtout Pinel en France, formèrent un corps de doctrine en harmonie avec tous les autres points des sciences naturelles, et à la hauteur de l'esprit philantropique de l'époque, mais un corps de doctrine basé tout entier sur cette croyance fondamentale que : le cerveau, organe matériel, primitif ou secondaire, de la pensée, est le siége de l'aliénation mentale.

Ce principe posé, au moment même où tous les esprits se tournèrent vers l'observation des faits et l'étude de l'anatomie pathologique, au moment surtout où Gall fixa l'attention générale sur le cerveau, en jetant sur la structure intime de tout l'appareil encéphalique les fondemens d'une physiologie intellectuelle, est-il donc étonnant que tant d'observateurs cherchèrent dans cet organe les traces matérielles de la folie, et conçurent la généreuse pensée d'établir, sous le rapport des causes, pour cette maladie, des données aussi précises que pour toutes les autres ?

Leurs efforts, nous le savons, n'ont pas toujours été couronnés de succès; nous avouons même qu'il n'est résulté de la plupart de leurs pénibles travaux qu'un petit nombre de faits que l'histoire puisse enregistrer comme des vérités irréfutables, décidément acquises à la science, et surtout à la pratique. Mais méritaient-ils la critique amère dont ils sont l'objet de la part de M. Leuret, et le zèle dédaigneux qu'il déploie pour en faire ressortir le côté le moins favorable et en dissimuler la partie utile? Non sans doute : leurs travaux ne fussent-ils là que comme des jalons destinés les uns à marquer les écueils du terrain, les autres à indiquer celles de ses parties qui, par les fruits déjà obtenus, donnassent l'espoir d'une récolte plus abondante ; leurs travaux, dis-je, exigeaient au moins un examen sérieux et une critique convenante.

Pourquoi, par exemple, faire tant de frais de style et d'érudition pour prouver que l'épaississement des os du crâne n'a aucune influence sur la production de la folie? A-t-on jamais, à cet égard, attaché une importance positive à cette donnée anatomique? Si Gréding, Haslam, Bertolini, et, plus récemment, M. Parchappe, l'ont signalée dans leurs travaux statistiques, c'est qu'ils ont pensé avec raison que rien n'était à dédaigner dans ces sortes de recherches. Ne pas tenir compte de ce phénomène eût été une omission aussi impardonnable que si, cherchant à découvrir la cause de l'asthme, ils n'eussent pas tenu compte des adhérences de la plèvre qui se rencontrent fréquemment dans les nécropsies thoraciques. Dans le cas où ils auraient noté ces adhérences, eût-on été admis à leur reprocher d'avoir voulu les désigner comme la cause de l'asthme? Supposer une proposition toute gratuite, pour avoir le mérite de la combattre et l'avantage d'en triompher, ne peut passer aux yeux de personne ni pour une preuve de savoir, ni pour un acte de bonne foi.

Quant à cette assertion, qu'*on n'a pas une mesure normale de l'épaisseur des os du crâne*, elle est vraie s'il s'agit d'une mesure mathématique; mais elle est fausse si elle sert à exprimer qu'il n'y a pas des épaississemens tellement prononcés que leur existence n'est un sujet de doute pour personne. Sur ce fait, au reste, nous ne croyons pas que M. Leuret se trompe, mais qu'il se laisse aller au penchant de déprécier des travaux et des opinions qui lui portent ombrage, comme pouvant infirmer tout ou partie de sa doctrine.

Il n'en est pas de même déjà des différentes lésions des méninges. Oh! certes! si les rapports numériques qui existent entre deux phénomènes peuvent faire soupçonner entre eux une corrélation de cause à effet, nul doute que ces lésions ne puissent très légitimement être regardées comme jouant un rôle actif dans la production de la folie. On chercherait vainement, pour démontrer le contraire, à tirer parti de la différence qu'offrent entre eux les résultats statistiques obtenus par les différens auteurs. Cette différence prouve seulement que chacun d'eux n'avait pas assez de cas pour arriver à un chiffre qui approchât de la vérité. Mais, au lieu de glisser sur les nombres élevés et d'appuyer sur les quantités faibles, faites un total de tous les cas et divisez-le par le nombre des auteurs qui ont fait des relevés; vous avez alors pour donnée moyenne une quantité qui dépasse assez notablement le terme ordinaire : d'où l'on peut inférer que les méninges sont altérées dans plus de la moitié des cas de folie.

Je ne parle ici que d'après le tableau statistique exprimé en chiffres par notre auteur ; mais si nous ajoutons les résultats obtenus par MM. Calmeil et Bayle, qui ont trouvé les méninges altérées, le premier quatre-vingt-deux fois sur cent, et le second dans tous les cas, résultats que M. Leuret consigne à regret et qu'il aurait dû placer en tête même de son tableau, parce qu'ils ont plus de poids que tous les autres, ayant été acquis à une époque où l'anatomie pathologique était infiniment plus avancée, nous sommes forcés de conclure avec le professeur Lallemand de Montpellier, dont il ne prononce même pas le nom, que si l'altération des méninges n'est pas la cause immédiate de la folie, elle prend du moins une part bien active dans le développement des phénomènes qui caractérisent cette maladie, considérée d'une manière générale.

Au lieu de cette conclusion, qui est la conséquence forcée des faits, et qui a, du moins, l'avantage immense de laisser le champ libre aux nouvelles recherches, M. Leuret conclut que, bien que, par exemple, l'*inflammation de l'arachnoïde cérébrale soit une des causes les plus fréquentes du délire*, cependant, *tous les individus qui ont une aberration mentale, et qui n'ont que cela, ne présentent aucun des symptômes caractéristiques de cette inflammation.* Distinction que nous ne voulons pas qualifier, mais que n'auraient pas démentie les plus beaux jours de la Sorbonne.

Soutenir qu'on ne rencontre ni inflammation des méninges, ni hypérémie du cerveau dans la folie simple, c'est vouloir donner absolument pour caractère à cette maladie de manquer de lésions physiques, et, alors, c'est tout simplement alléguer une chose pour la prouver, faire, en un mot, une pétition de principe; c'est dire : la folie simple est celle dans laquelle il n'y a pas de lésion physique, et la preuve, c'est qu'il n'y a pas de lésion physique dans la folie simple.

Reconnaissons donc qu'en tout cela M. Leuret n'avait qu'un désir, qu'un but, c'était de prouver l'inutilité du traitement physique pour la guérison de la folie, et de mettre au grand jour les immenses avantages de *son* traitement moral. Tous les moyens ont dû lui paraître bons pour y parvenir; tous, depuis l'altération des faits jusqu'aux subtilités grammaticales.

Si M. Leuret dénature les opinions de ses devanciers et altère les assertions de ses pairs et contemporains, est-il juste, du moins, envers ceux que sa position personnelle lui fait un devoir de regarder comme ses maîtres? Loin de là, il leur est encore plus hostile, tout en affichant à leur égard une sorte de déférence affectée, dont la portée n'échappe à personne : il ne se contente pas de tirer de leurs paroles ou de leurs écrits de fausses interprétations, mais il leur prête gratuitement des opinions qui touchent à l'absurde.

Ainsi, ne suppose-t-il pas que M. Ferrus, placé depuis long-temps, par sa pratique et ses cours, au nombre des médecins qui s'occupent avec le plus de succès des maladies mentales, ait pu avancer que *les organes augmentent d'énergie par le fait de leur destruction?* Cette proposition, prise surtout dans un sens absolu, est tellement insoutenable, qu'elle n'est certainement jamais sortie de la bouche de M. Ferrus, et qu'en lisant attentivement, dans les différens journaux de médecine, le compte-rendu de ses excellentes conférences cliniques, je n'ai rien trouvé qui pût faire supposer de sa part la plus légère tendance à une semblable opinion; à moins qu'il n'ait voulu faire en quelque sorte application, soit au système nerveux en général, soit au cerveau en particulier, de cette idée, que les organes réagissent quelquefois contre certains agens avec une énergie qui dépasse le rhythme normal, quoiqu'ils marchent à leur destruction; ce qui diffère sensiblement.

De tout ce que nous venons de dire conclurons-nous, cependant, avec M. Falret (1) que les *lésions de l'encéphale sont toujours suffisantes pour expliquer les symptômes de l'aliénation mentale?* Non, sans doute. Tout en acceptant avec reconnaissance

(1) Voyez la *Bibliothèque médicale*, année 1824.

l'espoir que donne depuis longtemps cet honorable et laborieux confrère, de pouvoir établir un jour que *chaque espèce d'aliénation correspond avec une lésion de l'encéphale*, nous sommes obligés de reconnaître, avec M. Ferrus, que si l'état actuel de nos connaissances ne permet pas toujours de saisir rigoureusement le rapport intime qui unit les fonctions intellectuelles et les actes matériels de tout l'appareil encéphalique, cela tient d'abord à l'imperfection des notions anatomiques ou à l'insuffisance de nos moyens d'investigation, et surtout aux modifications qu'apporte la mort dans le cerveau des aliénés. C'est aussi l'opinion de M. Calmeil (1), dont M. Leuret ne déclinera pas, sans doute, la compétence.

Tout novateur adroit, à quelque rang qu'il appartienne, reconnaît qu'il a deux tâches à remplir : la première, de renverser les opinions au préjudice desquelles il veut s'élever; la seconde, de prêcher sa doctrine et d'en assurer le triomphe par tous les moyens possibles. C'est aussi précisément ce que fait M. Leuret. Avant de donner les preuves qu'il croit propres à démontrer qu'il a raison, il s'évertue à vouloir prouver que ses adversaires ont tort. Si, par quelques efforts de cette logique élastique dont il nous a montré qu'il savait faire un si parfait usage, il parvient à approcher de ce second but, nous

(1) *Archiv. général. de méd.*, mars 1839.

osons lui prédire que, quoi qu'il fasse, il n'atteindra pas le premier. Continuons donc l'examen de la seconde partie de sa critique, celle qui s'adresse à la pratique même de ceux qui ont jugé convenable de ne pas penser comme lui, et de protester par leurs écrits, comme je le fais ici.

M. Calmeil est le premier contre lequel M. Leuret déverse son fiel et lance les foudres de sa sainte colère. Cette préférence est une affaire d'amour-propre blessé, car M. Calmeil est un de ceux qui se sont le plus empressés de s'inscrire en faux contre la plupart de ses assertions, de mettre à jour tout le côté plaisant de ses prétentions à l'originalité et, partant, de faire ressortir les vices et les dangers de ses prétendues nouvelles vues thérapeutiques. La vanité choquée, malheureusement, est toujours un conseiller perfide; elle vous porte à défendre plus votre personne que vos principes, plus les formes que le fond, et, vous dérobant les dangers de votre position, elle agrandit elle-même la brèche qui conduit au centre de la place.

Comment répond en effet M. Leuret à cette idée fondamentale sur laquelle roule toute la réfutation que fait M. Calmeil de ses opinions théoriques et des applications pratiques qu'il veut en faire : *« La science aura fait un pas rétrograde, le jour où l'on s'habituera à regarder l'esprit comme un principe indépendant placé en dehors de l'influence du cerveau? »* Comment il répond? en citant, nous voudrions pouvoir dire naïvement, l'exemple d'un médecin qui, *par-tisan trop exclusif du traitement physique, ne trouva rien de mieux, pour empêcher une malade de se mor-dre, que de lui arracher les dents incisives de la mâ-choire supérieure;* et en s'écriant d'un ton lamentable, mais qui n'est que comique : *Eh bien! cet acte n'eût peut-être jamais été commis, si l'on s'était occupé plus qu'on ne l'a fait d'agir sur l'intelligence de la ma-lade dont il est question; si, au lieu de s'attacher à modifier les conditions de sa substance nerveuse, on eût opéré sur son esprit une puissante diversion. Dans ce cas, comme dans beaucoup d'autres, c'est l'igno-rance qui s'est montrée barbare* (1).

Non, répondrai-je à mon tour, ce n'est pas l'igno-rance qui s'est montrée barbare; mais c'est la mauvaise foi qui vous rend ridicule, car il n'a pu venir à l'idée d'aucun médecin *de chercher à modifier les conditions de la substance nerveuse d'un malade,* par l'évulsion d'une ou de plusieurs dents, à moins qu'il ne se soit agi de la condition nerveuse de la pulpe dentaire de quelques chicots compromis par la carie, et que bien certainement vous eussiez encore moins modifiée par ce que M. Calmeil appelle très spirituellement vos *re-cettes morales,* que par de l'eau d'orge ou des lave-mens.

M. Leuret trouve ensuite très ridicule que M. Cal-

____

(1) Pag. 78.

meil ait la prétention de rendre la tranquillité aux mélancoliques et de dissiper leurs craintes chimériques,
en cherchant à déplacer l'affection cérébrale sympa-
thique par des purgatifs ou tout autre moyen de ré-
vulsion appliqué sur divers points de l'économie. En
vérité, en lisant ce passage et tout ce qui précède des
opinions si pleines de raison et si éminemment pratiques de M. Calmeil, on se demande presque si jamais
M. Leuret a suivi une clinique d'aliénés. Il faut être,
en effet, tout-à-fait étranger à la thérapeutique des
maladies mentales, pour ne pas savoir que journelle-
ment la crainte chimérique de tel malade, après avoir
résisté à tous les moyens moraux possibles, cède à
l'emploi de quelques purgatifs, et bien souvent d'un
seul. Je sais bien que dans le cas où les moyens moraux auront précédé le moyen physique, on pourra
attribuer le résultat du second à l'action favorablement
prédisposante du premier : avec un peu de présence
d'esprit on sait toujours retourner une question ; mais
dans les cas qui se présentent si fréquemment dans la
pratique, où, sans faire à un malade la plus légère
observation sur son délire, on l'en délivre comme par
enchantement au moyen d'un purgatif administré à
son insu, direz-vous que c'est autre chose que ce purgatif qui l'a guéri?

Du reste, M. Leuret ne tarde pas à se mettre en
contradiction avec ce qu'il vient d'avancer et reconnait
seulement, bien que de mauvaise grâce et pour n'ac-

corder absolument rien au traitement moral de Charenton, que les purgatifs peuvent contribuer à la guérison. Ainsi, après avoir dit que, pour tout traitement moral, les médecins de Charenton se bornaient à des représentations, il ajoute que ces médecins, ayant peu de confiance en leur traitement, préfèrent employer des purgatifs; toutefois, il fait la réflexion suivante que je venais de pressentir : « Par ces derniers moyens, un effet physique est produit; il y a une évacuation de sang ou une évacuation d'humeur, et si l'aliéné finit par sentir l'absurdité de ses idées fausses, si ses craintes chimériques se dissipent, rien n'empêche d'attribuer la guérison à la médication employée, tandis qu'évidemment les exhortations n'ont été que des paroles perdues. »

Après M. Calmeil, vient le tour de MM. Bayle, Moreau et Malherbe, que M. Leuret semble vouloir humilier d'avance par la qualification d'élèves de l'hospice de Charenton, sans doute par respect et reconnaissance pour M. Esquirol, auquel est confiée la direction de cet établissement. Même système de critique à leur égard qu'envers tous autres : toujours exagérer ce qu'ils avancent en faveur du traitement physique et atténuer ou trouver trop vague ce qu'ils disent du traitement moral. Il sait même tirer adroitement parti contre eux de la description, peu attrayante, il est vrai, mais purement administrative, que fait M. Bayle de certaines précautions qu'on est forcé de prendre relativement à la sûreté des personnes, pour donner à croire qu'à Charenton on considère l'homme aliéné *comme un squelette agité par des muscles*, et qu'on n'a d'autre moyen de le rendre à la raison que de *l'empêcher de se mouvoir à force de le garrotter*.

Enfin, vous croyez sans doute qu'après avoir, pour ainsi dire, stigmatisé le traitement physique de Charenton, tant dans son ensemble que dans ses détails, il le déclare nul et dangereux? Pas du tout; c'eût été conséquent, et c'est précisément ce que M. Leuret semble vouloir soigneusement éviter. Aussi se résume-t-il dans la phrase suivante(1): «Le traitement moral, tel qu'il est compris à Charenton, est d'un résultat presque nul, *tandis que les moyens physiques ont une action réelle et dont je suis loin de contester l'importance.* » Quelle contradiction, ou, pour mieux dire, quel dévergondage d'idées!

Nous avons eu déjà plus d'une occasion de prendre acte de l'adresse avec laquelle M. Leuret présente les opinions des auteurs qui ont écrit sur la folie. Son grand art consiste, nous le savons, à ne citer de leurs ouvrages que le côté favorable à ses idées, mais à n'en citer précisément que ce qu'il faut pour briller à leurs dépens, et toujours chercher à prouver que les vérités dont ils ont enrichi la science eussent été bien peu fertiles en résultats pratiques, sans la nouvelle

(1) Pag. 86.

force qu'il est venu leur imprimer, et la détermina-
tion précise qu'il a faite de leur application.

Cet art, il en tire surtout un admirable parti à l'occasion de Pinel, oui! de l'immortel Pinel, dont il feint
d'expliquer toute la science et de développer toute la
pensée par cette citation : « *C'est souvent bien moins
par des médicamens que par des moyens moraux, et
surtout par une occupation active, qu'on peut faire
une heureuse diversion aux idées tristes des mélancoliques, ou même changer leur enchaînement vi-
cieux.* » Eh bien! admettons un instant que cette
phrase exprimât toute la doctrine de Pinel, M. Leuret
serait déjà même forcé de reconnaître deux choses :
1° que lui, M. Leuret, n'a rien dit de neuf en avançant que le traitement de la folie doive avant tout être
moral; 2° qu'il est en opposition formelle avec ce grand
maître au sujet du traitement physique. Il a beau rapporter plusieurs exemples dans lesquels les moyens
moraux employés *seuls* ont suffi à Pinel pour rendre
des mélancoliques à la raison. Ces exemples déposent
seulement en faveur de ma première proposition, savoir que Pinel a depuis très longtemps préconisé le
traitement moral ; mais ils n'infirment en rien la puissance des moyens physiques.

Voici, d'ailleurs, l'opinion textuelle de Pinel à l'é-
gard de ces moyens; elle forme le contrepoids obligé
des faits cités par M. Leuret. « C'est du concours et
de l'ensemble de plusieurs moyens *physiques et mo-*

raux que résulte le traitement des aliénés, dans la première période de la maladie : leur isolement ; la manière de les contenir adaptée à leur état particulier ; l'attention de les nourrir et de débarrasser l'estomac s'il paraît surchargé, etc.... On cherche, par des médicamens doux et d'un effet lent, à produire une détente générale, à diminuer l'énergie vitale par l'usage des boissons mucilagineuses, émulsionnées ou acidulées, en entremêlant par intervalles l'usage des laxatifs pour prévenir les effets d'une constipation qui leur est habituelle, ou de quelque léger calmant pour faire cesser l'insomnie. On joint à ces moyens internes l'usage des bains tempérés, pris les jours alternatifs, *quelquefois* avec une *légère* douche vers la fin du bain. On ne brusque, on ne précipite rien ; on suspend de temps en temps tout médicament pendant plusieurs jours pour laisser à la nature les moyens de développer ses efforts conservateurs, et on revient ensuite alternativement à ceux qui peuvent la seconder. On diminue ainsi peu à peu l'impulsion des fluides vers la tête en avançant lentement vers le terme proposé, sans rien mettre au hasard (1). »

Et, pour commentaire théorique de ces préceptes, Pinel ajoute plus loin : « L'esprit général qui règne maintenant dans toutes les sciences physiques doit rendre de plus en plus sobre sur l'explication des phé-

(1) Ouvrage cité, pag. 338.

nomènes en médecine; mais on n'en doit pas moins reconnaître, en écartant tout raisonnement arbitraire, les rapports constans qui paraissent exister entre certaines affections qu'on croit éloignées, et qui sont dans une sorte d'enchaînement réciproque; telles sont celles de l'estomac et de l'abdomen, qui correspondent aux écarts de l'entendement et aux emportemens fougueux de la volonté. Le cerveau paraît sans doute le siége des fausses sensations et des illusions du jugement; mais l'estomac, les intestins, exercent quelquefois une influence très active sur ces dérangemens, et des changemens gradués, produits sur les fonctions de ces derniers, ont visiblement des effets très manifestes sur les autres (1). »

On ne reprochera pas, sans doute, à Pinel de n'employer les moyens physiques que pour ne pas déroger à des usages établis; car personne, non personne, n'a mis plus de réserve que lui dans tout ce qui tient au traitement de la folie. En veut-on une preuve? qu'on lise le paragraphe intitulé : *L'usage si fréquent de la saignée dans l'aliénation est-il fondé sur une expérience éclairée?* et on verra avec quelle admirable sagesse il s'exprime au sujet d'un moyen, dont nous reconnaissons nous-mêmes qu'on est toujours trop disposé à abuser. « Ce n'est point, dit-il, par le désir de contredire, c'est pour m'éclairer moi-même

(1) Pag. 357.

que je cherche de toutes parts des faits concluans en faveur de l'efficacité directe de la saignée contre la manie, et je ne trouve que de nouveaux motifs de doute... Je suis loin de vouloir prononcer une exclusion générale de la saignée pour les aliénés; mais je crois que les cas de son usage judicieux sont excessivement rares. »

Nous reviendrons, du reste, sur le traitement de Pinel, que nous démontrerons aisément renfermer tous les préceptes de M. Leuret, moins leur sens trop absolu et leur exagération pratique, et nous trouverons peut-être le motif de cette subite admiration pour l'ouvrage assez insignifiant de Daquin sur la *Philosophie de la folie*; ouvrage que M. Leuret voudrait savoir plus connu et que sa conscience d'écrivain lui fait un devoir de déclarer publié *quelque temps avant celui de Pinel.*

Il était naturel que M. Esquirol se présentât immédiatement après Pinel, car ces deux noms sont inséparables dans l'histoire des maladies mentales; mais était-il juste, en reconnaissant que cet honorable maître comprend le traitement moral de la folie de la même manière que Pinel, de trouver que s'il a, *le premier*, formulé les préceptes de ce traitement, cependant il en fait une application *trop restreinte?* non; il y a dans cette assertion deux erreurs : la première, nous la relevons sans craindre de blesser M. Esquirol, qui a toujours cru sa part de gloire assez grande d'être appelé le continuateur et l'interprète des travaux de Pinel. La première, ai-je dit, c'est de prétendre que M. Esquirol a le premier formulé les préceptes du traitement moral, car ce traitement était rigoureusement formulé par Pinel, témoin les deux observations consignées aux pages 94 et 285 de son ouvrage, et que M. Leuret rapporte dans tous leurs détails, comme propres à sanctionner ses opinions. La seconde erreur, c'est de soutenir que M. Esquirol a fait une application trop restreinte du traitement moral, car personne n'a fait cette application d'une manière plus large, mais en même temps plus judicieuse. C'est ce que prouvent sans réplique les observations suivantes :

« M...., âgé de 27 ans, d'un tempérament lymphatico-nerveux, après un accès de fureur qui avait duré six mois, était resté dans un état de mélancolie. Au printemps suivant, époque où l'accès de fureur avait éclaté l'année précédente, ce jeune homme présente tous les signes d'un nouvel accès. Enfin après huit jours, l'accès se manifeste par des cris, des provocations, des menaces, des injures. Dans la nuit, il se livre à tous les excès de la fureur. Au point du jour, j'ordonne qu'on le laisse errer dans le jardin, il y court en chantant, criant et jurant. Se voyant libre, il arrache un arbre pour exterminer ses ennemis; son domestique lui représente qu'il ne doit rien détruire; le malade furieux s'élance pour le frapper. Ce mouvement avait été prévu; ; d'autres domestiques, qui avaient été placés à peu de distance, saisissent le malade et le portent dans une chambre privée de lumière. Je me présente aussitôt au malade, je le gronde de son emportement et lui fais sentir le tort qu'il a eu de frappper, je le laisse seul livré à ses réflexions. Deux heures après il ne reste plus de trace de fureur (1). »

« M..., d'un caractère vif et emporté, très vain, échappe à une fièvre cérébrale, et reste maniaque. Son délire est si violent qu'il se porte avec fureur sur sa femme et ses enfans; il est confié à mes soins. Placé au rez-de-chaussée, dans une chambre sombre et sans autre meuble qu'un lit, ce malade, qui depuis un mois était dans un délire général, furieux et ne dormait pas, dès la première nuit de son isolement est calme et dort. Le lendemain, la fureur ne reparait pas, il ne reste plus qu'une sorte de rêvasserie, que le malade dissimule dans la crainte d'être pris pour un fou. Par intervalles, il y a un peu d'agitation que le malade comprime; dès le troisième jour, M... est rendu à la santé. M... m'a dit, pendant sa convalescence, que, dès la première nuit, il avait senti le délire s'évanouir comme un songe (2). »

« Une fille de 20 ans, d'une taille élevée, d'une constitution robuste, est amenée à la Salpétrière, dans

<hr>

(1) Ouvrage cité; tom. II, pag. 192.
(2) Ouvrage cité; tom. II, pag. 198.

un état très violent de manie. Les moyens ordinairement employés ne changent pas son état ; je me décide à appliquer le cautère actuel à la nuque. Tous les
préparatifs étant faits, on emploie la force pour tenir
la malade. Elle est si effrayée à la vue du fer rouge,
qu'elle redouble d'efforts pour s'y soustraire. On la
contient par la force ; mais aussitôt qu'elle sent le fer
approcher, elle fait de nouveaux efforts, se débarrasse
des mains des aides et reste cinq minutes dans un
état complet de raison. Elle demande avec calme ce
qu'on veut faire d'elle, et prie avec instance qu'on
l'épargne. Je consens à différer l'application du fer, à
condition que la malade sera désormais raisonnable et
tranquille. Elle promet et tient parole. Au bout de
deux jours, elle est transférée dans la division des con-
valescentes et ne tarde pas à être parfaitement guérie.
Elle déclara que la frayeur qu'elle avait eue du fer
rouge avait contribué à sa guérison (1). »

« Les observations que je viens de rapporter, ajoute
M. Esquirol, démontrent, les unes les bons effets de
l'influence morale sur les maniaques, surtout dans les
premiers instans de l'isolement, les autres la bonne
direction qu'elle peut donner à ces malades, lors
même que le délire et la disposition à la fureur per-
sistent. Ces faits peuvent servir d'indication pour des
circonstances analogues à celles dans lesquelles je me

(1) Ouvrage cité ; tom. ii, pag. 217.

suis trouvé. Il ne faut pas oublier que, pour réussir, l'impression doit être vive et énergique. J'ai vu des maniaques guérir instantanément par l'impression qu'ils éprouvèrent en entrant dans un hospice ou une maison d'aliénés. »

Il est donc faux d'avancer qu'il y ait sur ce point une lacune dans la pratique de M. Esquirol, et absurde de penser que quelques-uns de ses élèves puissent croire son traitement moral entièrement *borné à l'emploi des consolations, des exhortations bienveillantes, des distractions et de l'isolement :* la plus légère lecture de son ouvrage met à la fois à jour cette erreur et cette absurdité. Nous verrons plus tard que M. Esquirol ne partage pas non plus l'opinion de M. Leuret sur la complète inutilité du traitement physique, même dans les cas où le délire est simple, c'est-à-dire dégagé de toute altération matérielle appréciable.

Dans cette revue critique, dont nous parvenons facilement à démontrer l'inexactitude et la partialité, Georget, MM. Falret, Voisin et Foville succèdent à Pinel et à M. Esquirol. M. Leuret les appelle les élèves de la Salpétrière, comme il avait appelé MM. Calmeil, Bayle, Malherbe et Moreau, les élèves de Charenton, probablement pour bien faire sentir qu'ayant la science infuse, il n'a étudié nulle part et n'est élève de personne. Notre consciencieux aristarque adresse à ces quatre médecins le reproche commun d'avoir attribué à l'état du cerveau, chez les aliénés, une importance trop grande, et d'avoir entrepris de subordonner la médecine mentale aux déductions tirées de l'anatomie pathologique (singulier reproche!).

Georget peut avoir eu le grand tort, aux yeux de bien des personnes, d'avoir soutenu qu'il n'y a que des causes morales qui puissent modifier le cerveau dans le sens de la folie (1); car l'expérience journalière prouve, en admettant, si l'on veut, une prédisposition cérébrale, que la folie peut être occasionnée ou décidée par des causes purement physiques. Mais c'est sans fondement que M. Leuret reproche à cet auteur de n'avoir considéré le traitement moral *que comme un simple auxiliaire du traitement physique.*

En effet, en ramenant toutes les modifications qu'on doit chercher à faire naître dans l'exercice de l'intelligence des aliénés, à ces trois types principaux : 1° de ne jamais exciter les idées ou les passions de ces malades dans le sens de leur délire ; 2° de ne point combattre directement leurs idées et leurs opinions déraisonnables, par la discussion, l'opposition, la contradiction, la plaisanterie ou la raillerie ; 3° de fixer leur attention sur des objets étrangers au délire, de communiquer à leur esprit des idées et des affections nouvelles, par des impressions diverses, Georget a ouvert un champ immense à la médecine morale. Qu'il sup-

(1) Voyez son *Traité des maladies du système nerveux,* et l'article FOLIE, du *Dictionn. de médecine.*

pose agir matériellement sur le cerveau en substituant une affection nouvelle, mais normale, à une affection ancienne et maladive, ou qu'il remplace dans l'âme, comme le veut M. Leuret, une passion par une passion, le résultat est le même, l'explication seule diffère.

Quant à reprocher à Georget d'avoir avancé que les erreurs des aliénés sont aussi *nécessaires* que les désordres de toute fonction dont l'organe est malade, c'est jouer méchamment sur un mot, sur une erreur de langage ou une faute typographique; Georget a voulu dire *naturelles* et non pas nécessaires. Ensuite il n'aurait fait qu'être conséquent avec lui-même en soutenant qu'il serait aussi déplacé de défendre à un fou de déraisonner que de défendre de tousser à un homme affecté de catarrhe bronchique; et l'induction pratique qui résulte évidemment de cette manière d'envisager la folie, c'est qu'au lieu de s'amuser à défendre à un fou de déraisonner, il faut traiter son cerveau, tout aussi bien qu'on traite le poumon d'un homme qu'on veut empêcher de tousser.

De semblables opinions, bien que basées sur une saine logique et sanctionnées par l'expérience, doivent, j'en conviens, paraître bien étranges à un homme qui ne voit dans un fou qu'un individu qui se trompe et ne peut être ramené à la vérité que par les sarcasmes et les douches; mais elles n'en forment pas moins les élémens d'une doctrine qui diffère autant des divagations mystiques et ténébreuses qu'on veut lui opposer, que le vrai diffère du faux et le rationnel de l'absurde.

Si MM. Falret, Voisin et Foville, comme élèves de la Salpétrière, n'ont pu trouver grâce devant M. Leuret, de persister à n'admettre de dérangement intellectuel qu'à la condition d'une lésion organique du cerveau, le plus souvent appréciable, comment auraient-ils pu ne pas s'attirer son courroux, le premier, en donnant le conseil de ne *jamais harceler* un malade inoffensif, et de craindre que la répression n'ait d'autre résultat que de le frapper d'une terreur momentanée et de le rendre plus dissimulé que convaincu; le second, en soutenant qu'il est plus facile d'agir sur les *passions* des aliénés, que de frapper leur esprit par des *raisonnemens*? L'un émet un précepte dont la pratique journalière démontre la sagesse, et dont s'applaudit l'humanité; l'autre exprime une pensée dont la justesse ne peut échapper à personne.

Que M. Falret continue donc à mériter les reproches de M. Leuret, en se refusant à être méchant sans utilité, sans profit pour les malades; tous ses confrères approuveront sa conduite, et les familles l'en féliciteront; et que M. Voisin poursuive le cours de ses recherches; l'exemple que lui oppose M. Leuret d'une dame guérie par M. Esquirol, qui lui avait fait jurer de renoncer à ses folies prophétiques, si, pour une époque déterminée, rien de ce qu'elle avait

annoncé ne se réalisait, dépose directement contre
M. Leuret, car il est évident pour tout homme de
bonne foi, que, dans cette circonstance, M. Esquirol
a fait plutôt appel aux passions de sa malade qu'à son
raisonnement; c'est sa vanité qu'il a mise en jeu et
non son esprit.

Disculperai-je aussi M. Foville, médecin non moins
instruit que consciencieux, de l'opinion que lui sup-
pose à tort M. Leuret, de ne jamais compter sur
l'efficacité du traitement moral? Si cet observateur
attentif croit plus utile de chercher, dans le traitement moral de la folie, à résoudre l'affection du cerveau et de ses enveloppes, qu'à *rivaliser de prestige
avec l'Opéra*, il n'en pose pas moins pour ce traitement des préceptes dont il serait à désirer que les
médecins ne s'écartassent jamais. Que M. Leuret les
médite, les comprenne et les suive, et nous n'aurons
plus le triste spectacle d'un homme que l'envie de paraître original et le désir de sortir de la foule portent à
compromettre des réputations acquises par de pénibles
et honorables travaux, et à se faire l'apôtre intéressé de
doctrines que la science désavoue et que l'humanité
repousse.

M. Foville, disons-le franchement, désespère peut-
être trop vite des moyens moraux, et montre peut-
être aussi un peu de timidité dans l'emploi de ceux
qui agissent énergiquement; mais, grand Dieu! qui
hésiterait à se prononcer entre le praticien, qui, en

avouant que la plupart des moyens moraux lui semblent plus efficaces lorsque les malades, déjà moins
égarés, sentent le besoin de s'occuper, n'en fait pas
moins au médecin un devoir scrupuleux d'être toujours grave et juste, surtout de ne jamais plaisanter
sur les idées fausses qui les tourmentent, et l'éner-
gumène qui ose prononcer et faire imprimer de semblables paroles :

« Être juste avec les aliénés, chercher à leur ins-
pirer de la confiance, ne pas les plaisanter sur les
idées fausses qui les tourmentent, *tout cela* peut être
bon dans certaines circonstances, mais non dans
toutes. Si les moyens de douceur et de patience sont
inutiles, faudra-t-il continuer à les employer, plutôt
que de recourir à *l'ironie*, et même aux *injustices* et
aux *querelles* (sans doute aux coups)? Que m'importe
à moi qu'un aliéné m'aime et me *déteste*, qu'il me
désire ou me craigne, qu'il me croie son *ami* ou son
persécuteur, pourvu que je rompe la chaîne de ses
idées vicieuses. Si, pour l'émouvoir, il me faut paraître *dur* et même *injuste* envers lui, pourquoi re-
culerais-je devant l'emploi d'un semblable moyen?
Craindrai-je de lui faire éprouver de la douleur. *Sin-
gulière pitié!* un homme a la pierre: gorgez-le d'eau
de guimauve, entourez-le de cataplasmes, au lieu de
lui enlever, par une opération rigoureuse, la cause
de tous ses maux (1). »

(1) Pag. 120 et 121.

Mais, ignorant ou barbare que vous êtes! puisque vous n'avez pas d'autres exemples à invoquer pour justifier votre cruelle méthode, que les dures et inflexibles nécessités chirurgicales, que diriez-vous, pour ne pas sortir de l'exemple que vous citez, d'un chirurgien, qui, après avoir reconnu l'existence d'une petite pierre dans la vessie, soumettrait son malade, sans préambule et sans hésitation, à l'opération cruelle de la taille? Cette barbare imprudence trouverait-elle donc dans le succès une excuse suffisante à vos yeux?

Jusque-là M. Leuret nous a semblé absurde; mais s'il a mis plus d'adresse que de loyauté dans ses jugemens, il a du moins conservé envers ceux dont il lui importait de réfuter les opinions quelque apparence de cette politesse obligée, dont s'écartent assez peu les hommes exerçant une profession libérale. C'est envers M. Pariset qu'il s'était réservé d'être complètement inconvenant. Pour qui connait le caractère bon et conciliant de M. Pariset, pour qui sait apprécier à leur valeur la justesse et la portée de son esprit, une semblable attaque est inconcevable et tout-à-fait impardonnable; mais pour qui prévoit les vues ambitieuses de M. Leuret, et se rappelle certain rapport fait à l'Académie au sujet de ma première réfutation, tout s'explique (1) : rien ne pouvait excuser M. Pariset d'avoir, sous l'inspiration de son cœur et

(1) Ce rapport est imprimé tout entier à la suite de mon premier mémoire.

de sa haute raison, plaidé la cause des malheureux aliénés, et démontré le danger des vues que M. Leuret voudrait ériger en doctrine.

Ne cherchons donc ni à justifier M. Pariset de la grande bonté que semble lui reprocher son indigne antagoniste, bonté dont l'excès même l'honorerait encore, ni à le venger de l'indécent persifflage dont il est l'objet; mais répétons avec lui : « qu'arracher aux infortunés aliénés, par la douleur, l'aveu qu'ils ne sentent pas ce qu'ils sentent, qu'ils n'entendent pas ce qu'ils entendent, c'est leur arracher un mensonge, et ce mensonge qui les avilit à leurs propres yeux les remplit pour vous de mépris et de haine; et, comme ils ne sont point aliénés par leurs hallucinations, mais par les fausses idées qu'ils y attachent, attaquer ces idées pour les détruire, les combattre par des argumens et par la violence, afin de ramener le malade au seul sentiment de ses impressions intérieures, le plus souvent c'est ne rien faire que l'aigrir par des tourmens nouveaux..... Voilà pourquoi ce système, prescrit au grand honneur de l'humanité par le sage Pinel, l'est encore aujourd'hui par tous les médecins faits pour comprendre et pour imiter cet excellent homme. »

Pesez donc ces sages et simples paroles, critique téméraire, novateur imprudent; elles sont la condamnation la plus formelle de vos prétentions, et seront encore des maximes pleines de force et d'attraits, quand déjà depuis   gtemps votre voix impuissante aura cessé de bourdonner. En attendant, que votre pudeur s'effraie et s'alarme un peu moins des écueils que de tendres passions développées chez des femmes malades pourraient creuser autour du médecin chargé de les soigner. Maintenu dans les bornes que tout homme d'honneur doit connaître, ce sentiment peut devenir entre les mains du médecin adroit un moyen d'obtenir de ces infortunées malades ce qu'elles refuseraient à tout autre. Revenues à elle-mêmes, loin d'être *honteuses et humiliées*, comme vous affectez de le craindre, elles ne verront dans l'intérêt tendre, mais toujours respectueux, dont elles ont été l'objet, qu'un zèle qui s'est seulement un peu dissimulé pour se rendre plus efficace, et dont elles ne conserveront d'autre souvenir que celui qu'on conserve d'un bienfait.

Enfin, M. Ferrus et M. Guislain de Gand terminent la liste des médecins spéciaux dont M. Leuret se croit obligé de censurer les travaux. M. Ferrus, qui, comme le fait observer M. Leuret, n'a rien écrit sur le traitement de la folie, n'en est pas moins un excellent praticien, ayant établi les bases de ce traitement dans d'excellentes leçons cliniques. Il est un de ceux qui pensent le plus fermement que les troubles de l'intelligence sont en tout comparables à ceux qui surviennent dans l'exercice physiologique et normal de toutes les autres fonctions de l'économie, et tiennent, comme ces derniers, à une modification organique. Ainsi, de même que nous voyons la perte de la vue être la conséquence d'une altération de l'œil, ou une phlegmasie du tube intestinal déterminer des troubles morbides, de même l'altération pathologique du cerveau préexiste à celle de ses fonctions.

Partant de ces données physiologiques, qui étaient aussi celles de Georget, M. Ferrus devait nécessairement, comme nous le savons, attacher une grande importance à l'appréciation des diverses lésions organiques; mais était-il juste d'en conclure que le *traitement des aliénés doit avoir pour principal but, d'après ce médecin, de ramener, à l'aide d'agens physiques, l'organe de l'intelligence à son type normal?* Non, car ceux qui partagent les vues physiologiques de M. Ferrus, et ils sont nombreux aujourd'hui, regardent les agens moraux, que M. Leuret appelle *pscychiques*, comme agissant physiquement sur l'organe de l'entendement, pour y opérer une modification qui le met dans son état normal. Cette action est aussi physique que l'est celle de la lumière sur l'œil, et l'intensité des sensations ne modifie pas moins physiquement le cerveau, que l'intensité de la lumière ne modifie l'œil et l'intensité du son l'ouïe.

Donc, aux yeux de M. Ferrus, la croyance en une altération constante du cerveau, même dans les cas du délire le plus simple, n'exclut pas la confiance dans le traitement moral, ainsi que le prouvent les deux observa-

tions que j'ai rapportées dans mon premier mémoire (1);
et demander à M. Ferrus, qu'on sait être inspecteur-
général des maisons d'aliénés, où et comment il a
recueilli les élémens de la statistique sur laquelle il
fonde ses opinions relativement à la thérapeutique
mise en usage dans les établissemens particuliers,
n'est-ce pas mettre en doute sa bonne foi scientifique,
n'est-ce pas commettre à son égard quelque chose qui
ressemble à de l'impertinence? L'injustice était pour
M. Leuret un parti pris, la base sur laquelle, faute de
mieux, il avait résolu d'édifier sa réputation naissante;
pouvait-il faire exception envers quelqu'un, même envers celui qui lui avait donné les moyens de faire les
premiers pas dans la carrière vraiment pratique, et
dont il tient aujourd'hui la place, que nous lui sou-
haitons de remplir aussi dignement?

Quant à M. Guislain, médecin du plus grand mérite, qui dirige depuis longtemps, avec autant de succès que de zèle, l'établissement des aliénés de Gand,
nous engageons M. Leuret à relire avec plus d'attention qu'il ne nous paraît l'avoir fait, son excellent
traité des phrénopathies, et il reconnaîtra deux choses :
la première, qu'il n'a même pas entrevue dans ses
préoccupations d'amour-propre, c'est que si ce consciencieux observateur a fait jouer à l'exaltation de la
sensibilité du cerveau, à la douleur propre, le rôle

(1) Pag. 20 et 22.

principal dans la production de la folie, il n'a fait que réduire, pour ainsi dire, en doctrine une vérité formellement exprimée par des auteurs fort recommandables ; la seconde, c'est que personne n'a plus insisté, dans le traitement de la folie, sur le danger des perturbations morales, des douches, des affusions d'eau froide ; en un mot, de tout ce qui tient à l'intimidation exercée comme l'entend et le professe M. Leuret.

Telles sont les opinions et les réputations scientifiques aux dépens desquelles M. Leuret prétend établir une nouvelle doctrine des maladies mentales. Cette doctrine se résume en ces mots : *Ce que je veux, ce que je préconise, c'est, contre les désordres moraux, des remèdes moraux;* et elle se formule dans ces maximes : *Soyez donc, s'il le faut, pour votre malade, un procès qui le harcèle, une faim qui le presse; ne vous arrêtez pas, surtout, à l'emploi des moyens, qui, comme les émotions douces, sont sans effet.*

En comparant la première proposition à celles qui découlent des opinions émises par les différens auteurs qui ont écrit sur les maladies mentales, nous avons reconnu et très aisément démontré qu'elle est absurde, 1° parce qu'elle repose sur cette erreur physiologique qui consiste à ne pas reconnaître que les facultés intellectuelles sont l'expression fonctionnelle du cerveau; 2° parce qu'elle refuse d'admettre cette vérité que, quand l'entendement est malade, c'est qu'une cause quelconque, naturellement insaisissable par nos sens, dérange l'organe qui le produit, ou qui, du moins, est chargé de sa manifestation. Voyons maintenant par l'examen des faits si l'application pratique de la maxime a déjà fourni à M. Leuret quelques-uns des brillans succès qu'il en espère, et s'il peut raisonnablement compter sur la reconnaissance de la postérité, et, en attendant, sur la confiance des malades.

III

PARTIE PRATIQUE.

———•◦◦◦•———

Dans mon premier mémoire j'ai prouvé, par l'analyse fidèle et minutieusement détaillée des deux observations sur lesquelles M. Leuret a principalement jeté l'échafaudage de son traitement, et qu'il est venu débiter à l'Académie, avec l'assurance d'un homme convaincu et le contentement d'un triomphateur, j'ai prouvé, dis-je, de ces deux choses l'une, ou mieux toutes deux à la fois :

1° Que M. Leuret n'avait obtenu des effets marqués et fructueux de l'intimidation qu'en l'employant suivant les données des maîtres de l'art, comme moyen de substituer une passion à une autre ; témoin son M. Vincent ;

2° Qu'en l'appliquant à un degré capable de lui donner une apparence de nouveauté, il faisait courir aux malades les plus grands dangers, et que de ceux qui échapperaient à ces dangers, il ne pourrait en faire que des hypocrites, c'est-à-dire des êtres que la crainte, mais non la conviction, porterait à renoncer à leurs idées délirantes; témoin son M. Théodore (1).

La partie essentiellement pratique de son nouvel ouvrage peut-elle infirmer d'une manière quelconque mes assertions? Non. Loin de là elle vient leur donner une nouvelle force. Naguère c'était *l'intimidation* qu'il recommandait, aujourd'hui c'est la *douleur* qu'il érige en principe; et conséquent seulement en ce sens qu'un résultat plus intense ne peut être obtenu que par des moyens plus rigoureux, à la douche il substitue les affusions froides, et il a le courage d'en formuler l'emploi par ces mots :

Pour exciter la douleur, je fais le plus ordinairement usage de la douche et des affusions froides. Pour les affusions, je fais coucher (et sans doute garrotter) *le malade sur un plancher, et j'ordonne qu'on lui jette plusieurs seaux d'eau froide sur le corps.... Le nombre des seaux varie de quatre ou cinq, à vingt, vingt-cinq et même plus.*

Je me suis déjà expliqué d'une manière assez claire sur les effets de la douche, pour ne pas être obligé de revenir ici sur l'incertitude dans la plupart des cas, et les dangers dans un grand nombre de circonstances,

____

(1) Voyez de son mémoire les pag. 25 et 30.

de ce douloureux moyen. Ma propre expérience a confirmé pour moi le jugement défavorable qu'en portent tous les auteurs, par exemple M. Esquirol, qui la regarde comme pouvant « frapper le cerveau d'un engourdissement capable de durer plus d'une heure; » Georget, aux yeux duquel elle occasionne « des souffrances si grandes qu'elle doit finir par désorganiser le cerveau et déterminer l'incurabilité de la folie dans bien des cas (1); » M. Guislain, qui l'a toujours trouvée « plus propre à augmenter l'exaltation intellectuelle qu'à la calmer (2); » de M. F***, enfin, en présence duquel un malade a succombé sous son action, au rapport d'un membre de l'Académie (3).

Mais pour les affusions administrées suivant la formule de M. Leuret, on se demande d'abord s'il les emploie comme moyen physique, ou comme ressource morale. Si c'est comme moyen physique, il se met déjà en contradiction avec ce précepte émis d'un ton ridiculement magistral : *Contre des désordres moraux, je veux des remèdes moraux;* parce que la plupart des hallucinés, par exemple, pour lesquels il les préconise surtout, n'offrent aucun des caractères qu'il nomme les symptômes physiques de la folie. Si c'est, au contraire, comme ressource morale, c'est-à-dire comme moyen coercitif employé dans

(1) *De la Folie*, etc.
(2) Ouvrage cité, pag. 415.
(3) M. Londe, séance du 6 octobre 1838.

le but unique de forcer ces malheureux à avouer qu'ils *se trompent*, et de les obliger à *parler sensément*, on se demande pourquoi M. Leuret emploie plutôt les seaux d'eaux que les coups de bâton ou une infinité d'autres moyens dont il aurait trouvé l'indication dans les registres du Saint-Office, ou dans l'histoire des chauffeurs. En brûlant les pieds à ses malades, par exemple, il les aurait tout aussi bien forcés à dire : *oui, je suis fou*, ou *je me trompe*; mais il ne les aurait pas exposés aux fluxions de poitrine, aux méningites, aux phlegmasies intestinales, qui suivent si souvent les immersions dans l'eau froide, et dont les tableaux de mortalité de l'hospice ne tarderont malheureusement pas à mettre les funestes suites à découvert. Profitons même de cette occasion pour reprocher à M. Leuret de n'avoir pas dit un mot de la mortalité dans son service, car il a certainement perdu des malades. Espérons donc que dans son prochain travail il nous fera quelques aveux à cet égard, et voudra bien nous donner des détails statistiques qui l'éclaireront pour sa pratique à venir et qui feront certainement réfléchir les jeunes médecins, que le désir de l'innovation entraînerait à tenter de si périlleux essais.

Les exemples assez nombreux que possède la science d'individus aliénés guéris par les immersions subites et inattendues ne déposent en aucune manière en faveur des affusions dont il s'agit ici. Les premières ont pour but d'occasionner une vive surprise et de jeter par conséquent dans le système nerveux un trouble subit, dont le retour du cerveau au rhythme normal est quelquefois le résultat; les autres sont des violences exercées froidement sur des malheureux qu'on punit de leur infortune, et qu'on ne ramènerait à la raison qu'humiliés, même avilis.

En appliquant ainsi la question à ses malades, c'est le mot propre, M. Leuret n'a d'autre but que de *les disposer à recevoir les heureux effets de son traitement*. Il le dit lui-même (1), et s'exprime ainsi à cet égard : « Quand on est parvenu à *impressionner* un malade, et à obtenir quelques bonnes paroles, soit par la peur de la douche, soit par quelque autre moyen, il faut, sans désemparer, le presser de questions et ne se montrer satisfait que lorsqu'il n'y a plus, *ou lorsqu'il ne paraît* plus y avoir d'arrière-pensée dans ses paroles. » Que fait-il ensuite? il est assez difficile de le deviner, à moins qu'il ne donne pour l'expression de son traitement les exercices de chant, de déclamation auxquels il les soumet. Je ne parle pas des travaux manuels; leur introduction dans l'hospice appartient à M. Ferrus et non à M. Leuret qui n'a rien à revendiquer à cet égard, si ce n'est d'avoir restreint le temps que leur donnait son honorable prédécesseur, pour le consacrer à ses prétentieux essais.

Mais en vérité si on n'avait pas le cœur serré par

_____

(1) Pag. 204.

l'idée des épouvantables moyens préparatoires du traitement, on rirait de la description des exercices pré-
tendus intellectuels qui en font la base, le point essen-
tiel. De malheureux idiots transformés en musiciens,
en acteurs, et qu'on force, en présence d'une douche,
à quitter *le ton languissant d'une complainte*, pour
s'identifier avec *les paroles spirituelles, ironiques,
passionnées, qu'on met dans leur bouche*, ne rappel-
lent-ils pas les exercices de ces singes savans auxquels
on a appris à saluer les passans, et qui saluent volontiers tous les corps qui s'agitent autour d'eux pour
éviter le fouet de leur trop exigeant maître (1)?

Quant à la scène éminemment comique du repas des
aliénés, pris en commun et sous la direction unique
de l'un d'eux, je n'en crois pas un mot et en regarde
la description comme une fable, inventée par M. Leuret pour broder son sujet et complaire à sa vagabonde
imagination. Mon incrédulité à cet égard sera partagée
par tous les médecins qui vivent avec des aliénés et
qui savent qu'ils sont tout-à-fait incapables de l'attention nécessaire pour s'occuper de leurs voisins. Si
cette perte de tout sentiment des devoirs et des rapports sociaux se fait remarquer dans les établissemens
particuliers, elle doit être assurément bien plus pro-

(1) Quoique, depuis la publication du livre de M. Leuret, l'administration des hôpitaux ait cru devoir, sur sa demande, nommer un
maître de chant, je n'en persiste pas moins à regarder ce moyen
comme parfaitement inutile sous le point de vue thérapeutique.

noncée dans un hospice qui ne reçoit que des hommes appartenant aux dernières classes de la société, et auxquels il est impossible d'inculquer, dans le cours de leur folie, des qualités dont ils étaient généralement dépourvus dans l'état de santé.

Laissons donc de côté ce que M. Leuret appelle séance du bain, séance du chant, séance du réfectoire, et arrivons aux faits en eux-mêmes; car, bien que les faits ne justifient pas toujours en médecine l'emploi des moyens, ils doivent être, cependant, en thèse générale, le régulateur le plus sûr pour apprécier une méthode. Prenons, par exemple, les deux premières observations qui sont des cas d'hallucinations; que trouvons-nous? Dans la première (1), un individu sur lequel le prétendu traitement moral n'a été tenté qu'après un traitement dûment physique, qui a consisté en : *bains avec affusions*, plusieurs *pédiluves* et *six ventouses* appliquées à plusieurs reprises; dans la deuxième (2), un malade auquel on avait administré en l'absence de M. Leuret : *six ventouses scarifiées à la nuque, un bain avec des affusions tièdes sur la tête, des lavemens laxatifs et des pédiluves.*

Rien n'autorise donc rigoureusement à croire que l'amélioration ou même si l'on veut la guérison de ces deux malades ait été le résultat unique du traitement moral. Pour cela il aurait fallu que ce traitement eût

(1) Pag. 187.
(2) Pag. 210.

été administré seul, comme dans la troisième observation (1), où malheureusement il a été tout-à-fait in-
fructueux, puisque M. Leuret en est réduit à déclarer
que son malade qui, sous la douche, *avait fait peu à
peu et non sans difficulté toutes les concessions, finit
par éclater et déclare qu'il entend toujours ses esprits,
qu'il y croit et qu'il est disposé à leur obéir.*

M. Leuret a-t-il été plus heureux dans les cas qu'il
nous permettra de nommer des monomanies vaniteuses?
Pas beaucoup plus si on en juge précisément soit encore par le premier cas de cette section, fourni par un
individu qui, à son entrée à Bicêtre, malgré quelques
actions déraisonnables, tient *une conversation suivie,
s'exprime facilement et ne dit rien de précisément
déplacé,* et en sort avec de *l'aveuglement sur son
mérite et un grand contentement de lui-même;* c'est-
à-dire qui en sort tout au plus comme il y est entré;
soit par l'observation de ce jeune prêtre, *si digne
d'estime, même par son délire,* mais qui n'en *sortit
pas moins de Bicêtre pour être conduit dans un autre
hospice,* aux médecins duquel M. Leuret souhaite *de
ne pas avoir le regret, comme lui, de le voir retomber.*

Enfin ce qui semble prouver que M. Leuret n'est
pas aussi riche en faits qu'on pourrait le croire de la
part d'un *chef de doctrine,* c'est la complaisance vrai-

(1) Pag. 224.

ment ridicule avec laquelle il se plaît à décrire la maladie qui fait le sujet de sa dernière observation et termine son livre. Cette observation, qui paraît être là pour couronner l'œuvre, n'occupe guère moins de cinquante pages. Elle a pour M. Leuret un but, c'est de faire savoir que le malade a été traité inutilement par M. Ferrus; mais elle a pour toute personne qui la lit attentivement une portée, c'est que le traitement de M. Leuret a été si peu efficace chez ce malade, que trois jours avant de sortir de Bicêtre il déraisonnait complètement, et que malgré tous les soins qu'on prend de lui en dehors de l'hospice, pour en faire une guérison modèle, M. Leuret avoue *qu'on le surprend souvent disant des choses qu'il sait être fausses, mais qui doivent tourner à son avantage; et que ce vice, qui sans doute a déjà contribué à le rendre malade, semble depuis quelques jours* (mai 1840) *l'entraîner à une rechute; car il lui est arrivé de croire à ses propres mensonges comme il y croyait autrefois.* Que de frais de style pour arriver à pareil résultat!

M. Leuret n'a pas été réduit à n'enregistrer que des insuccès, nous ne le nions pas; mais ce qui nous semble évident, c'est que la plupart des malades chez lesquels ses soins ont eu quelques succès auraient infailliblement guéri par des moyens plus rationnels et moins dangereux; témoin l'observation, qu'il emprunte lui-même à M. Esquirol, de cette dame qui refusait de manger par suite de la croyance qu'elle était coupable de grands crimes, et qui, surprise tout à coup par toute sa famille, fut entraînée comme à une partie de plaisir à Versailles, où tout le monde s'étant mis à table, elle y prit place et mangea, pour ne plus refuser par la suite. Si cette dame, dont l'observation a le plus grand rapport avec celle dont je parle dans mon premier mémoire (1), avait été confiée à M. Leuret, il l'eût infailliblement soumise à son traitement, et si, par hasard, échappant aux dangers que doit presque infailliblement avoir un pareil traitement pour une femme dont l'éducation a développé la sensibilité, elle eût guéri, il n'eût pas manqué de soutenir qu'elle n'avait aucune chance de salut en dehors de ses moyens.

La plus grave de toutes les fautes de M. Leuret est donc de supposer et de soutenir, contre l'évidence des faits les plus irrécusables, que la crainte est, de toutes les passions dont le médecin puisse faire usage dans le traitement de l'aliénation mentale, la seule capable de ramener promptement les fonctions intellectuelles à leur rhythme régulier, et de les y maintenir d'une manière positive et durable. Si cette idée, je le répète, est à ses yeux la seule à laquelle la nécessité, c'est-à-dire la pénurie de moyens et de temps force le médecin des hôpitaux à s'arrêter, elle n'en constitue pas moins en principe une erreur que repoussent le cœur et l'expé-

(1) Voyez pag. 49.

rience de tous ses devanciers. Mais, enfin, fût-elle fondée, c'est au médecin, non point à en subir les conséquences, car rien ne peut le forcer à être barbare, mais à la signaler au conseil des hôpitaux qui ne saurait rester indifférent à un si grave sujet.

Quant à ce que dit M. Leuret de l'isolement considéré comme moyen de placer les malheureux aliénés dans la position la plus favorable à leur traitement, je reconnais volontiers que si les maisons d'aliénés ne doivent point être ouvertes à tout le monde, elles doivent pourtant être d'un accès facile pour les parens et les amis des malades ; que cet isolement ne doit jamais être de longue durée et que le seul moyen d'en atténuer les inconvéniens, c'est de placer les malades au milieu d'une nouvelle famille dont tous les membres aident soit à leur guérison, soit, dans les cas d'incurabilité, à conserver en eux cet instinct de la sociabilité dont la perte est le plus déplorable malheur qui puisse frapper l'espèce humaine, et enfin à les consoler par toutes les distractions possibles.

Bien plus, je pense qu'il est utile que dans le cours de l'isolement les malades soient convaincus qu'ils ne sont pas privés de leur liberté, et rien n'est plus propre à leur donner cette conviction que de leur faire faire de fréquentes sorties dans la campagne. Tout cela, je le sais, et je le dis, non comme M. Leuret, pour choquer des confrères qui pourraient penser autrement, et dont la dissidence est aussi respectable à mes yeux qu'une adhésion de sa part pourrait m'être suspecte ; mais je le fais parce qu'une longue expérience m'en a démontré les immenses avantages, et je le dis parce que chacun de nous doit compte à la science de ses opinions et de sa pratique.

De tout ce qui précède concluons donc :

1° Que dans l'état actuel de la science, en France, il est impossible de regarder les facultés intellectuelles autrement que comme l'expression fonctionnelle du cerveau, et conséquemment de chercher la cause de la folie en dehors de cet organe ;

2° Que distinguer la folie en folie simple ou morale et folie compliquée ou physique, est établir une division que repousse une bonne logique et dont l'expérience journalière démontre la fausseté ;

3° Que ne voir et ne montrer dans l'aliéné qu'un homme qui se trompe et non un homme malade, est faire de la faculté de parler et d'écrire un abus qui peut conduire aux maximes les plus absurdes et aux pratiques les plus inhumaines ;

4° Que soutenir que ce n'est qu'en désespoir de cause que les médecins emploient le traitement moral, et qu'ils ne l'emploient qu'accessoirement, est une assertion contraire à la vérité ; car partout, dans la pratique comme dans les ouvrages, on fait marcher de pair, dès le début du traitement, les moyens moraux et les moyens physiques ;

5° Que prétendre que l'intimidation et la douleur doivent être la base de tout le traitement de la folie est un barbare sophisme, et qu'exercer cette intimidation en lançant sur le corps d'un malheureux aliéné vingt ou vingt-cinq seaux d'eau froide, est en médecine une pratique éminemment dangereuse, et en morale un acte qui devrait trouver sa répression formelle dans les réglemens de l'administration des hôpitaux ;

6° Enfin, qu'il est du devoir de tous les médecins qui s'occupent du traitement des maladies mentales, de s'inscrire en faux contre la plupart des faits sur lesquels M. Leuret prétend établir sa doctrine, et de protester contre les conséquences qu'il en déduit.